BEI GRIN MACHT SICH IHR WISSEN BEZAHLT

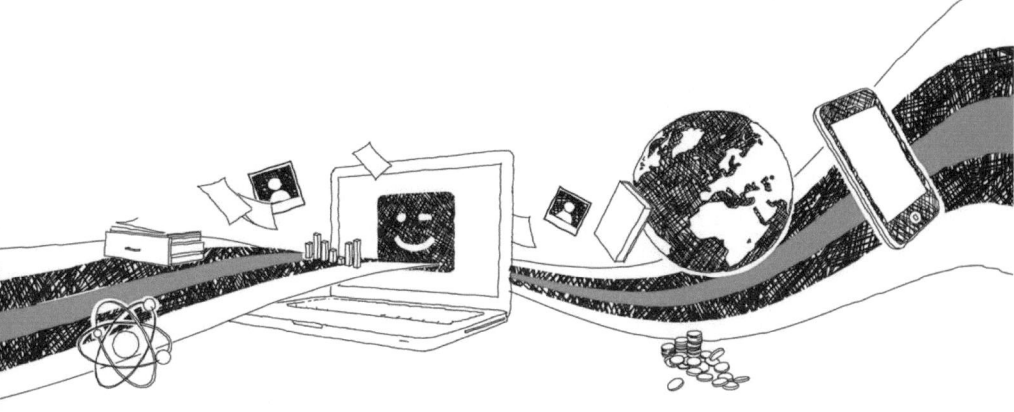

- Wir veröffentlichen Ihre Hausarbeit, Bachelor- und Masterarbeit

- Ihr eigenes eBook und Buch - weltweit in allen wichtigen Shops

- Verdienen Sie an jedem Verkauf

Jetzt bei www.GRIN.com hochladen und kostenlos publizieren

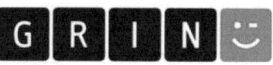

Christine Lackinger-Schmutz

**Welche Ausbildung brauchen Pflegende? Bildungspro-
zesse in der Gesundheits- und Krankenpflegeausbildung**

GRIN Verlag

Bibliografische Information der Deutschen Nationalbibliothek:

Die Deutsche Bibliothek verzeichnet diese Publikation in der Deutschen National-
bibliografie; detaillierte bibliografische Daten sind im Internet über http://dnb.d-
nb.de/ abrufbar.

Impressum:

Copyright © 2014 GRIN Verlag GmbH
Druck und Bindung: Books on Demand GmbH, Norderstedt Germany
ISBN: 978-3-656-70754-7

Dieses Buch bei GRIN:

http://www.grin.com/de/e-book/276782/welche-ausbildung-brauchen-pflegende-
bildungsprozesse-in-der-gesundheits

GRIN - Your knowledge has value

Der GRIN Verlag publiziert seit 1998 wissenschaftliche Arbeiten von Studenten, Hochschullehrern und anderen Akademikern als eBook und gedrucktes Buch. Die Verlagswebsite www.grin.com ist die ideale Plattform zur Veröffentlichung von Hausarbeiten, Abschlussarbeiten, wissenschaftlichen Aufsätzen, Dissertationen und Fachbüchern.

Besuchen Sie uns im Internet:

http://www.grin.com/

http://www.facebook.com/grincom

http://www.twitter.com/grin_com

Inhaltsverzeichnis

Vorwort

Im Rahmen des Propädeutikums der Gesundheits- und Pflegepädagogik habe ich in dem Unterrichtsfach „Grundlagen der Andragogik und Pädagogik" verschiedene Ansichten von Bildung und Ausbildung, psychologische Aspekte und Betrachtungsweisen der Sozialisation kennengelernt. Einige waren bereits vor der Präsenzphase bekannt, andere wurden während der Präsenzphase näher erläutert. Um sämtliche Inhalte miteinander in Verbindung zu bringen und Bezüge herzustellen, bedarf es einer umfassenden Vernetzung des Gelernten.

Für den Abschluss der Lehrveranstaltungen „Erziehung, Unterricht und Bildung", „Psychologie in der Bildungswissenschaft" und „Sozialisation und Entwicklung" ist eine wissenschaftliche Arbeit über Bildungsprozesse in der Gesundheits- und Krankenpflegeausbildung zu verfassen.

Zu Beginn dieser Arbeit werden der theoretische Hintergrund und die allgemeinen Begrifflichkeiten von Bildung und Ausbildung sowie der Begriff der Pflege beschrieben. Basierend auf diesen Erläuterungen wird Bildung in Zusammenhang mit der Pflege gebracht und in weiterer Folge Bezug dazu genommen. Ein weiteres Kapitel beschäftigt sich mit den psychologischen und sozialisatorischen Aspekten der Ausbildung. Ziel der vorliegenden Arbeit ist es, Stellung zur (Aus-)Bildung von Pflegenden zu beziehen und diese mittels Literaturrecherche zu argumentieren.

Als Praxisanleiter auf der Abteilung für Anästhesie, extern Vortragende in der Gesundheits- und Krankenpflegeschule und angehende Pflegepädagogin ist es notwendig sich intensiv mit Bildung und Ausbildung auseinander zu setzen. Daher kann ich mich mit der vorgegebenen Fragestellung „Welche (Aus-)Bildung brauchen Pflegende und welche Konsequenzen hat dies für die berufliche Ausbildung?" sehr gut identifizieren und freue mich darauf, diese Frage bezugnehmend auf die gelernten

Inhalte erörtern zu dürfen.

1 Einführung in die Bildungsproblematik

Die Ausbildung in Österreich unterliegt derzeit einem starken Wandel und befindet sich in den Anfangsstadien einer Umstrukturierung. Dies beginnt bereits im Primär-, zieht sich über den Sekundär- bis hin zum teritären Bildungsbereich. Somit ist auch die Ausbildung des Berufsbilds „Gehobener Dienst für Gesundheits- und Krankenpflege" davon betroffen.

Einerseits wird die Ausbildung der Pädagogen/innen reformiert, andererseits die Ausbildung der Schüler/innen und Lernenden hinterfragt. Unterrichtsmethoden und Unterrichtsinhalte werden in Frage gestellt, eine neue Lernkultur wird angedacht und andere Schulsysteme wie Montessori oder Waldorfpädagogik gewinnen an Attraktivität. Darüber hinaus steigen die fachlichen und auch menschlichen Anforderungen an die Pädagogen/innen und die Erwartungen von Schülern/innen und Eltern an diese. Daraus folgt, dass die Ansprüche, welche an die Ausbildung gestellt werden, stetig zunehmen und der daraus wachsenden Problematik in verschiedenen Kompetenzbereichen gerecht werden müssen.

Die Grundstruktur des österreichischen Bildungssystems stammt noch immer aus dem 19. Jahrhundert und hat nach wie vor einen ständischen Charakter. Österreichische Bildungsstatistiken zeigen, dass oftmals der Bildungsgrad der Kinder von Generation zu Generation weitervererbt wird. Im bestehenden ständischen System dominiert die Differenzierung, Selektion und Elitenförderung. Die bereits sehr frühe Selektion begünstigt den wachsenden Bildungsnotstand und die dadurch von Eltern vorgegebene Bildungslaufbahn. Dadurch wird nachvollziehbar, warum Österreich bei einer Studie der

Bertelmann-Stiftung beim gerechten Zugang zur Bildung unter 31 OECD-Staaten nur auf Platz 24 gereiht wird.[1]

Dass es in Österreich einer generellen Bildungs- und Schulreform bedarf, zeigt die jährlich erscheinende Veröffentlichung der OECD "Education at a Glance / Bildung auf einen Blick", welche bildungspolitische Fragen aus einer internationalen Perspektive beleuchtet. Auch internationale Vergleichsstudien wie PISA lassen daran keinen Zweifel. Es sei an dieser Stelle angemerkt, dass die finanziellen Mittel für eine umfassende Umstrukturierung aus politischer Sicht derzeit nicht aufgewendet werden können. Somit ergibt sich die Frage: „Was kann mit den vorhandenen finanziellen Mitteln im Sinne einer neuen Bildungspolitik verändert werden?".

2   Theoretischer Hintergrund

In dem Essay von Peter Bierri „Wie wäre es, gebildet zu sein?" wird der grundlegende Unterschied zwischen Bildung und Ausbildung erläutert. Demnach machen Menschen Bildung mit sich und für sich, während Ausbildung durch andere erfolgt.[2]

Die heutige Gesellschaft sieht Bildung als Produkt und Element des Modernisierungsprozesses. Aus diesem Blickwinkel erscheint ein kontinuierlicher Bildungsprozess als notwendig. Bildung ist aber nicht zwangsläufig mit Ausbildung in Verbindung zu bringen. Die Anforderungen an Bildung und Ausbildung sind unterschiedlich zu sehen. Während in einer Ausbildung der Anspruch auf den Erwerb von Qualifikationen besteht, ist Bildung davon gänzlich zu trennen.

---

[1] vgl. http://derstandard.at/1308186303131/Welche-Reformen-braucht-Oesterreich-wirklich
[2] vgl. http://www.nzz.ch/aktuell/startseite/articleDAIPS-1.182217, 04.04.2014

2.1 Bildung

Eine einheitliche Begriffserklärung für Bildung gibt es nicht, da jeder eine andere Vorstellung davon hat. Bildung wird oft mit Schule und der Vermittlung von Wissen in Verbindung gebracht. Es wäre allerdings ein Fehler Bildung auf diese Erklärung zu reduzieren. So ist Bildung vielmehr als ein Prozess der Individualisierung zu sehen, welcher eng mit der Persönlichkeitsentwicklung verknüpft ist.

Bildung wird mit den beiden Begriffen Prozess und Ergebnis in Verbindung gebracht. Ob der natürliche Prozess das mögliche Ergebnis bestimmt oder das gewollte Ergebnis den zu veranstaltenden Prozess, bleibt unter den Pädagogen strittig.[3] Auch die Frage nach der Zweckerfüllung von Bildung bleibt größtenteils unbeantwortet, da darüber weder Einigkeit noch Klarheit besteht.[4] Somit lässt sich erklären, warum sich viele Experten zu Bildung so divergent äußern.

2.2 Ausbildung

Im Gegensatz zur Bildung, welche man sich laufend selbst aneignet, passiert Ausbildung durch Dritte. Um diese fundiert anbieten zu können, bedarf es Strukturen, Methoden und der Festlegung von Bildungsstandards. Die damit in Verbindung gebrachte empirische Bildungsforschung beschäftigt sich schwerpunktmäßig mit der institutionalisierten Bildung. Definitionsgemäß fragt die Bildungsforschung nach dem Verlauf von Bildungsprozessen, *„wer welche Qualifikationen und Kompetenzen im Bildungssystem erwirbt, wovon dieser Qualifikations- und Kompetenzerwerb abhängig ist, und welche Auswirkungen er hat"[5]*. Somit kann Ausbildung nur die Rahmenbedingungen für Bildung schaffen, denn Ausbildung kann nur erfolgen, wenn man Bildung zulässt.

---

[3] vgl. Von Hentig (2009) S.20
[4] vgl.Von Hentig (2009) S.16
[5] Reinders, Ditton, Gräsel, Gniewosz (2011) S.13

2.2.1 Qualifikation

Als Qualifikation sind Fertigkeiten und Erkenntnisse anzusehen, die für die Bewältigung von beruflichen Anforderungen notwendig sind. Als Schlüsselqualifikationen beschreibt Mertens (1974) überfachliche Qualifikationen, welche sie in Basis- und Horizontalqualifikationen unterscheidet. Sie versteht darunter Kenntnisse und Fähigkeiten, die keinen direkten Bezug zur unmittelbaren Berufspraxis haben, sondern in verschiedenen Situationen eingesetzt werden können.[6]

2.2.2 Kompetenzen

Kompetenzen gelten als Voraussetzungen für den Erwerb von Qualifikationen. Sie lassen sich als *„Lernerfolg in Bezug auf den einzelnen Lernenden und seine Befähigung zu eigenverantwortlichem Handeln in beruflichen, gesellschaftlichen und privaten Situationen"*[7] definieren. Qualifikation hingegen bezieht sich auf die Verwertbarkeit.[8]

2.3 Pflege

Pflege definiert sich durch inhaltliche Bestimmungsversuche und durch Strukturmerkmale des pflegerischen und pädagogischen Handelns. Inhaltliche Merkmale umfassen die Aufgaben von und Anforderungen an Pflegende sowie Theorien, Menschenbilder und Paradigmen. Strukturell beinhaltet pflegerisches und pädagogisches Handeln neben Wissensarten, das Theorie-Praxis-Verhältnis und die Professionalität.[9]

---

[6] vgl. Grasserbauer (2013) S.8/48 ff
[7] Grasserbauer (2013) S.10/56
[8] vgl. Grasserbauer 82013) S.10/56
[9] vgl. Grasserbauer (2013) S.1/4

2.3.1 Inhaltliche Merkmale

Die Pflegetheoretikerin Martha Rogers legt in ihrer Definition von Pflege den Fokus auf das Wohlergehen des Menschen. Sie beschreibt den Zweck der Pflege in der Förderung von Gesundheit und Wohlbefinden und sieht die Energiefelder und somit gegenseitige Beeinflussung zwischen Pflegeperson und Patient in der Umsetzung als wesentlichen Faktor an.[10]

Pflege orientiert sich in der Praxis am biomedizinischen Modell, welches das Gegenteil zum humanistischen Menschenbild darstellt. Während beim biomedizinischen Modell die Trennung von Körper und Geist, das Streben nach Objektivität, die Verdrängung des subjektiven Erlebens und die Eingleisigkeit professioneller Maßnahmen im Vordergrund stehen[11], stellt das humanistische Menschenbild den allgemeinen Anspruch an die Pflege. Gemäß der WHO-Definition gilt der Mensch als einzigartiges Wesen, welches als die Summe seiner Teile zu sehen ist. Die Wirklichkeit stellt sich nicht objektivierbar sondern subjektiv dar. Die Fähigkeit zur Selbstbestimmung, Veränderung und Problemlösung werden vordergründig betrachtet.[12]

Die Theorie als Grundlage für Handlungsempfehlungen bildet den Gegenstand der Pflege auf theoretischer Ebene ab. Somit gelten Pflegetheorien als konkrete, spezialisierte Aussagen, welche die Bedeutung der Pflege hervorheben und ihre Merkmale beschreiben.[13]

2.3.2 Strukturelle Merkmale

Als Wissensarten werden implizites und explizites Wissen bezeichnet. Implizites Wissen erfolgt unbewusst und umfasst Erfahrung, Intuition und subjektive Theorien. Unter

---

[10] vgl. Grasserbauer (2013) S.4/20 ff
[11] vgl. Grasserbauer (2013) S.1/5
[12] vgl. Grasserbauer (2013) S.2/13
[13] vgl. Grasserbauer (2013) S.2/8

explizitem Wissen wird das wissenschaftliche Wissen verstanden. Während Carper (1978) mit Empirie, Ethik, Intuition und das persönliche Wissen vier Wissensarten beschreibt, unterscheidet Benner lediglich zwischen theoretischem (Know-that) und praktischem Wissen (Know-how). Benner (1997) beschreibt den Werdegang einer Pflegenden von der Anfängerin bis hin zur Expertin und legt damit fünf Stufen zur Pflegekompetenz fest. (Neuling, Fortgeschrittene/r Anfänger/in, Kompetente Pflegende, Erfahrene Pflegende und Pflegeexpertin).[14]

2.4 Professionalität

Professionalität wird einerseits aus merkmalsorientierter Sicht erklärt, andererseits kann sie über systemtheoretische und strukturtheoretische Ansätze beschrieben werden. Der Pflegeberuf strebt nach dem Stand einer Profession und unterliegt derzeit einem Professionalisierungsprozess. Der merkmalsorientierte Professionsbegriff umfasst mehrere Merkmale, welche erfüllt werden müssen, um als Profession anerkannt zu werden.[15] Aus systemtheoretischer Sicht wird eine Profession als Gesamtsystem betrachtet, welches aber aus einer Vielzahl von Teilsystemen besteht. Die Gefahr solcher Teilsegmente besteht in der Spaltung einer Profession. [16] Folgt man dem strukturtheoretischen Ansatz von Oevermann, so versteht man unter Profession die Zusammenführung von Theorie und praktischer Anwendung der autonomen Lebenspraxis auf gesellschaftlicher Ebene.[17]

2.5 Professionelles Handeln

Professionelles Handeln setzt sich aus fundierten theoretischen Kenntnissen und dem praktischen Handeln zusammen. Basierend auf der individuellen Problematik besteht die besondere Leistung des professionellen Handelns in der Übersetzung von

---

[14] vgl. Grasserbauer (2013) S.4/25 ff
[15] vgl. Spicker (2001) S.21 f
[16] vgl. Spicker (2001) S.25
[17] vgl. Grasserbauer (2013) S.6/36

wissenschaftlicher Theorie in die jeweilige Praxis.[18] Auf die Pflege bezogen nimmt professionelles Handeln als Mittel zur Bewältigung des Theorie-Praxis-Problems einen hohen Stellenwert ein. So müssen im Zuge der professionellen Tätigkeit verschiedene Handlungsalternativen überprüft werden. Diese sind in weiterer Folge begründet für den Einzelfall auszuwählen. Daraus ergibt sich eine zwischen Theorie und Praxis vernetzte und auf den Einzelfall abgestimmte Handlungsmöglichkeit.[19] Auch Weidner (1995) sieht professionelles Handeln als Kombination von wissenschaftlicher, hermeneutischer und situativer Kompetenz.[20]

3 Pflegeausbildung

Auch die Pflegeausbildung bleibt von der Umstrukturierung im Bildungswesen nicht verschont. Basierend auf die Anforderungen ist es notwendig die gegenwärtige Ausbildung zu reflektieren und über eine Änderung des bestehenden Systems nachzudenken.

3.3 Gegenwärtige Pflegeausbildung

Die gegenwärtige Pflegeausbildung baut auf einer starken Vernetzung von Theorie und Praxis auf. Die Vermittlung professionellen Handelns steht zweifelsfrei im Vordergrund, dennoch muss man sich der Tatsache bewusst sein, dass die Qualität der professionellen Tätigkeit durch Erfahrung verbessert wird und nicht durch die starre Anwendung von Schemata oder Standards.[21] Der Grundstein professionellen Handelns liegt somit im expliziten Wissen, also in der theoretischen Ausbildung. Das implizite Wissen bildet allerdings den Kern der professionellen Pflegetätigkeit. Aus den bisherigen Ausführungen geht deutlich hervor, dass Qualität und auch die Professionalität der Pflege von der Zusammenführung von Theorie und Praxis abhängt. Daher erscheint es

---

[18] vgl. Veit (2002) S.206
[19] vgl. Veit (2002) S.210
[20] vgl. Grasserbauer (2013) S.8/44
[21] vgl. Veit (2002) S.206

9

durchaus sinnvoll, sowohl praktische als auch theoretische Inhalte an dritten Lernorten zu hinterfragen.

Dennoch stellt sich die Frage wie zweckmäßig ein angeleitetes Praktikum ist, wenn dieses von Theoretikern durchgeführt wird. Scheint es nicht wertvoller zu sein, wenn Schüler/innen ihre praktische Anleitung durch eine/n Praxisanleiter/in erhalten? Aus diesen Überlegungen heraus sollte geklärt werden, welche Aufgaben tatsächlich ein/e Praxisanleiter/in und welche ein/e Pädagoge/in zu erfüllen hat. Mit der Tatsache, dass die Gesundheits- und Krankenpflege nach Professionalität strebt, erscheint es notwendig, sich mit der Vernetzung von theoretischer und praktischer Ausbildung näher auseinanderzusetzen und die derzeitige Sachlage kritisch zu hinterfragen.

3.4 Zukünftige Pflegeausbildung

Aus Sicht der Autorin empfiehlt es sich mehr Praktiker/innen für Vorträge in die theoretische Ausbildung miteinzubinden. Insbesondere Bereiche, wie spezielle Pflegetechniken, sollten von Personen vermittelt werden, die auch noch in der Praxis tätig sind. Eine Vernetzung von theoretischer und praktischer Anwendung wäre hier sicherlich gut möglich. Ein leichter Trend in diese Richtung lässt sich erkennen. Andererseits muss gut überlegt werden, welche pädagogischen Qualifikationen ein Vortragender mitbringen muss. Hier könnten in einer (akademisierten) Praxisanleiterausbildung die dafür notwendigen pädagogischen Kenntnisse vertieft vermittelt werden. Auch die praktische Diplomprüfung, welche derzeit von den Pädagogen/innen abgenommen wird, sollte kritisch hinterfragt werden. Eine enge Zusammenarbeit mit Praxisanleitern/innen ist hier anzustreben, wobei es sinnvoll erscheint, diese in die Prüfungsprozedur einzubinden oder überhaupt die Prüfung unter Aufsicht eines/r Pädagogen/in abnehmen zu lassen.

Ob die Pflegeausbildung einer Akademisierung unterzogen werden soll, wird strittig diskutiert. Einerseits wäre dies ein Schritt näher zur Professionalisierung, andererseits darf sich die Pflege nicht über eine akademische Ausbildung definieren. Da aber die

Anforderungen an den gehobenen Dienst für Gesundheits- und Krankenpflege stetig steigen, sollte auf jeden Fall eine verlängerte theoretische wie praktische Ausbildungsdauer angedacht werden.

3.5 Krankenpflegeschule versus Fachhochschule

Sowohl im Curriculum der Allgemeinen Gesundheits- und Krankenpflegeausbildung als auch in der FH-Gesundheits- und Krankenpflege-Ausbildungsverordnung ist als Zielsetzung der Erwerb von Fachkompetenz, Sozial-kommunikativer Kompetenz und Selbstkompetenz angeführt. Lediglich die Wissenschaftliche Kompetenz ist in der Allgemeinen Gesundheits- und Krankenpflegeausbildung nicht angeführt.[22]

Um die Anforderungen einer Profession erfüllen zu können, bedarf es der Abdeckung der wissenschaftlichen Komponente. Diese ist mehr oder weniger in beiden Ausbildungsformen gegeben. Während in der Allgemeinen Grundausbildung nur Grundlagen der Pflegewissenschaft und Pflegeforschung vermittelt werden, wird an der Fachhochschule die wissenschaftsgestützte Weiterentwicklung der Gesundheits- und Krankenpflege angeboten. Durch den Abschluss an der FH erlangt man neben dem allgemeinen Diplom für Gesundheits- und Krankenpflege auch den Abschluss als Bachelor of Science in Health Studies. Ob mit dem Angebot die Pflegeausbildung an der FH zu absolvieren, die Gesundheits- und Krankenpflegeschule überflüssig wird, ist schwierig zu sagen. Dennoch ist anzumerken, dass bei Beibehaltung beider Ausbildungsformen aus systemtheoretischer Sicht die Gefahr einer Spaltung besteht. Eine Abschaffung der allgemeinen Gesundheits- und Krankenpflegeausbildung verlangt aber in jedem Fall eine Umstrukturierung der Pflegehelferausbildung mit Kompetenzerweiterung.

---

[22] vgl. Grasserbauer (2013) S.9/52 ff

4 Aspekte der Sozialisation und der Psychologie im Bildungswesen

Bildung ist eng mit der Persönlichkeits- und Identitätsentwicklung verbunden. In Bezug auf die Pflegeausbildung ist der Erwerb der Selbstkompetenz, welche die Persönlichkeitsentwicklung voraussetzt, in der Ausbildungsverordnung festgelegt.[23] Auch die Prozesse der Selbsterkenntnis und der Selbstgestaltung fördern die Identitätsentwicklung und sind somit Bestandteil des Bildungsprozesses. Bezugnehmend auf die Reflexionsfähigkeit gelten die Kompetenzen der Selbstreflexion und der situativen Reflexion als Grundbestandteil der Bildung. So sind die Instrumente „Beobachten-Beschreiben-Verstehen" Voraussetzung für Wissen und Weiterentwicklung.[24]

Hinsichtlich der sozialisatorischen Aspekte sind im Bildungswesen alle Theorien der Sozialisation vertreten. So legt Mead in der Theorie des symbolischen Interaktionismus die Entwicklung des Selbstbildes als Schwerpunkt fest. Die Theorie der Ich-Identität von Habermas stellt die kommunikative Kompetenz in den Vordergrund und impliziert in seiner Theorie die Beschreibung und Analyse der Fähigkeit des Menschen zum flexiblen und prinzipiengeleiteten Handeln in sozialen Rollen. Bourdieu beschreibt Sozialisation als Habitualisierung, welche die Zusammenhänge zwischen sozialen, ökonomischen und kulturellen Strukturen und den persönlichen Entwicklungsbedingungen der Menschen darstellen. Die Pflege und damit die Pflegeausbildung sind durch ihre Komplexität insbesondere in der zwischenmenschlichen Beziehung von vielen Aspekten der Sozialisation beeinflusst. Handlungen und Verhaltensweisen sind somit von Persönlichkeitsentwicklung und Interaktion mit der Umwelt abhängig.

---

[23] vgl. Grasserbauer (2013) S.1/2
[24] vgl. Grasserbauer (2013) S.3/13 ff

5   Zusammenfassung

Zusammenfassend lässt sich sagen, dass in der Pflege ein kontinuierlicher Bildungsprozess erfolgt, da die Persönlichkeits- und Identitätsentwicklung mit Bildung eng verknüpft ist. Bildung erfolgt nicht nur durch Wissen, sondern durch eine stetige Entwicklung verschiedener Kompetenzen. Damit sich diese aber auch entfalten können, bedarf es einer Ausbildung dieser.

Welche (Aus-)Bildung Pflegende brauchen ist nicht eindeutig zu beantworten, da jede/r Pflegende ein Individuum ist und durch verschiedene Erfahrungen unterschiedlich geprägt wurde und somit andere Kompetenzen erworben hat. Dies kommt insbesondere in der Erwachsenenbildung zum Tragen. Dennoch haben die im Curriculum und in der Ausbildungsverordnung festgelegten Kompetenzen ihre volle Berechtigung und müssen sowohl in der Praxis als auch in der Theorie vermittelt werden. Der Ausbau dieser Kompetenzen liegt aber in der Eigenverantwortlichkeit eines jeden Menschen. Dennoch bedarf es aber einer umfangreichen Umstrukturierung des vorhandenen Bildungssystems, damit es möglich wird den stetigen Anforderungen gerecht zu werden.

6   Reflexion

Die Schwierigkeit dieser Arbeit lag für mich in der Zusammenfassung dieser komplexen Thematik. Allein das Verständnis der vielen verschiedenen Ansätze stellte für mich eine große Herausforderung dar. Um so schwieriger war es diese miteinander in Einklang und auf den Punkt zu bringen. Durch diese Lehrveranstaltung konnte ich mich intensiver mit der Professionalisierung und dem professionellen Handeln auseinandersetzen und durfte Hintergründe dieser Thematik erfahren. Auch die Begrifflichkeiten und Zusammenhänge von Bildung und Ausbildung wurden für mich deutlicher.

7   Literaturverzeichnis

GRASSERBAUER Elke (2013): LV: „Erziehung, Unterricht und Bildung", Donau Universität Krems (unveröffentlichtes Manuskript)

GRASSERBAUER Elke (2013): LV: „Psychologie in der Bildungswissenschaft", Donau Universität Krems (unveröffentlichtes Manuskript)

REINDERS Heinz, DITTON Hartmut, GRÄSEL Cornelia, GNIEWOSZ Burkhard (2011): Empirische Bildungsforschung – Strukturen und Methoden. VS Verlag für Sozialwissenschaften, Springer Fachmedien, Wiesbaden.

SPICKER Ingrid (2001): Professionalisierung der Pflege – Die Sicht von Pflegenden in der Praxis. Diplomarbeit, Fakultät für Human- und Sozialwissenschaften, Universität Wien

VEIT Annegret (2002): Professionelles Handeln als Mittel zur Bewältigung des Theorie-Praxis-Problems in der Krankenpflege. Dissertation, Fakultät für Philosophie, Geschichte und Sozialwissenschaften, Universität Erlangen-Nürnberg

VON HENTIG Hartmut (2009): Bildung – Ein Essay. Beltz Verlag, Weinheim und Basel. 8. Auflage.

Internetquellen:

http://derstandard.at/1308186303131/Welche-Reformen-braucht-Oesterreich-wirklich

http://www.nzz.ch/aktuell/startseite/articleDAIPS-1.182217